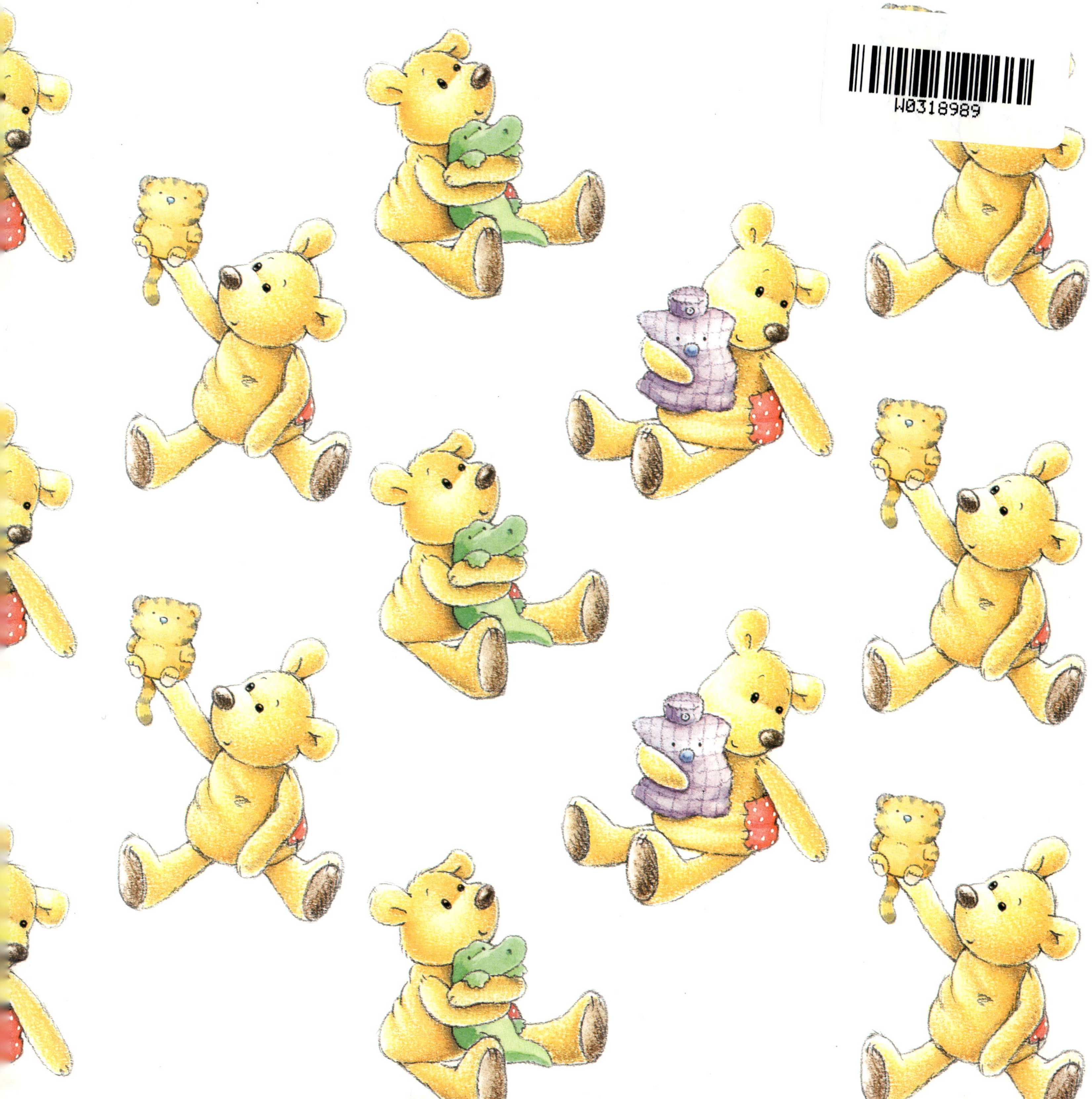

Für
Connie und Christien,
Thomas und Dominic
und Mrs Murphy
~*R.T.*

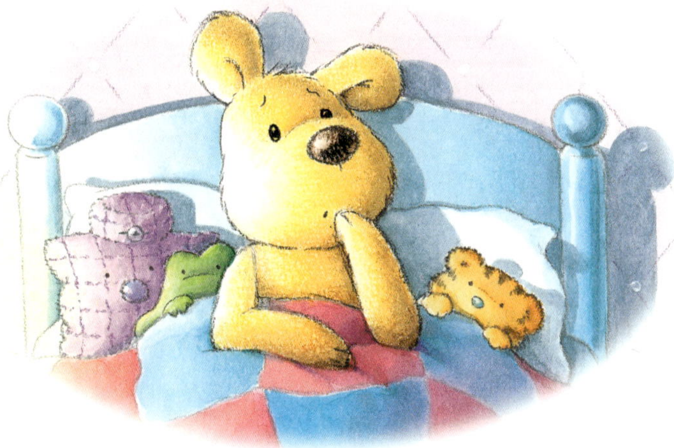

Die Deutsche Bibliothek – CIP-Einheitsaufnahme
Ein Titeldatensatz für diese Publikation ist bei
Der Deutschen Bibliothek erhältlich

Originaltitel: *Newton*

Zuerst erschienen 2001 bei LITTLE TIGER PRESS,
einem Imprint von Magi Publications, London

Aus dem Englischen von Amira Sarkiss
ISBN 3-8315-0355-9

Gesamtverzeichnis schickt gern: Baumhaus Buchverlag GmbH,
Juliusstraße 12, D-60487 Frankfurt am Main
www.baumhaus-verlag.de

6 5 4 3 2 04 05 06 07 2008

Newton ist ganz schön mutig

von

Rory Tyger

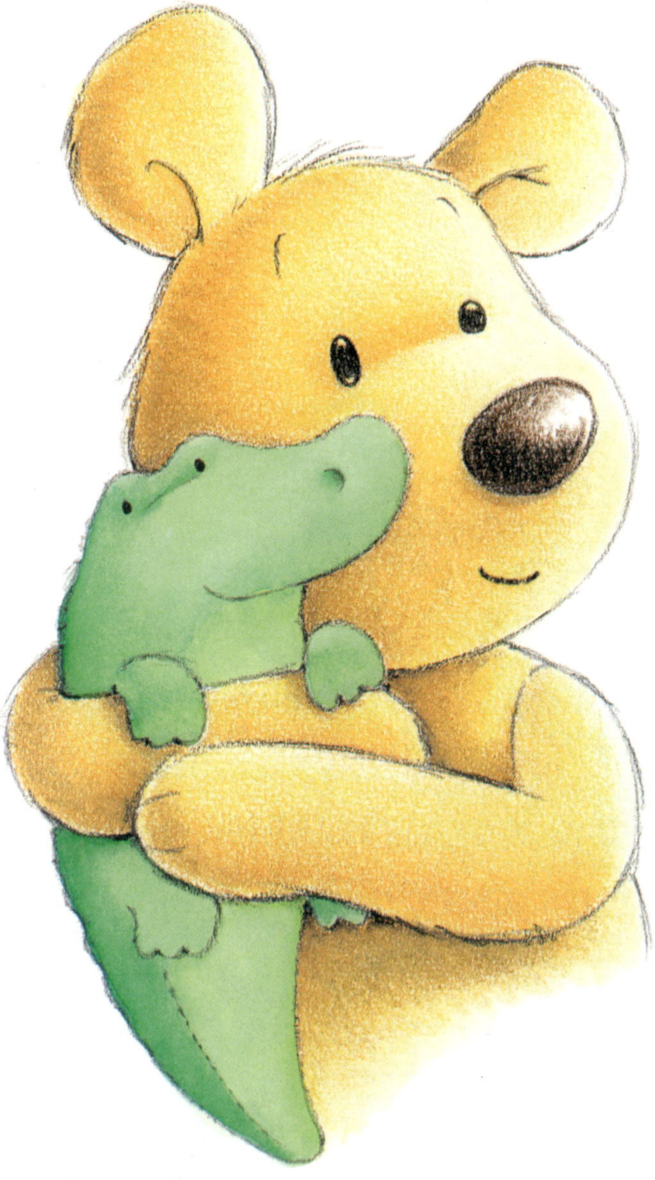

BAUMHAUS VERLAG

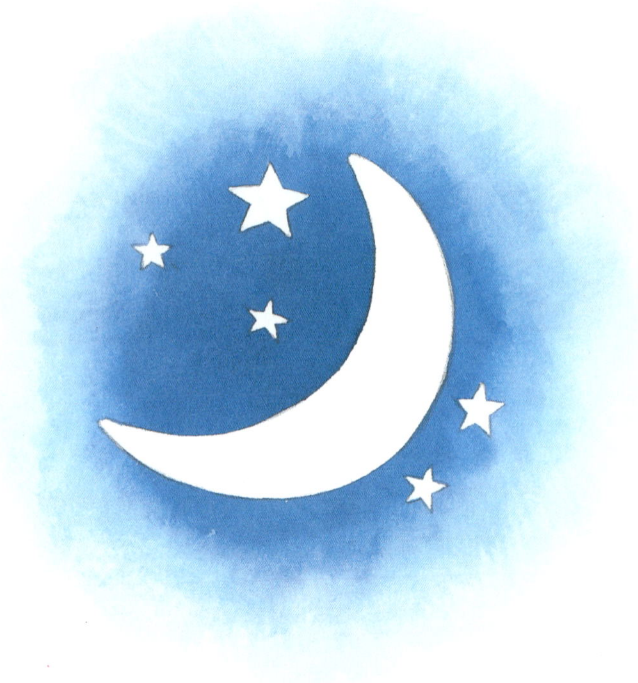

KNARZ, KNARZ, KNARZ, KNAR-R-RZ!

Mitten in der Nacht wachte Newton plötzlich auf.
Er hörte ein komisches Geräusch.
„Hab keine Angst“, beruhigte er Wuffel.
„Es gibt für alles eine Erklärung.“
Er nahm alle seine Kuscheltiere fest in den Arm,
damit sie sich nicht fürchteten.

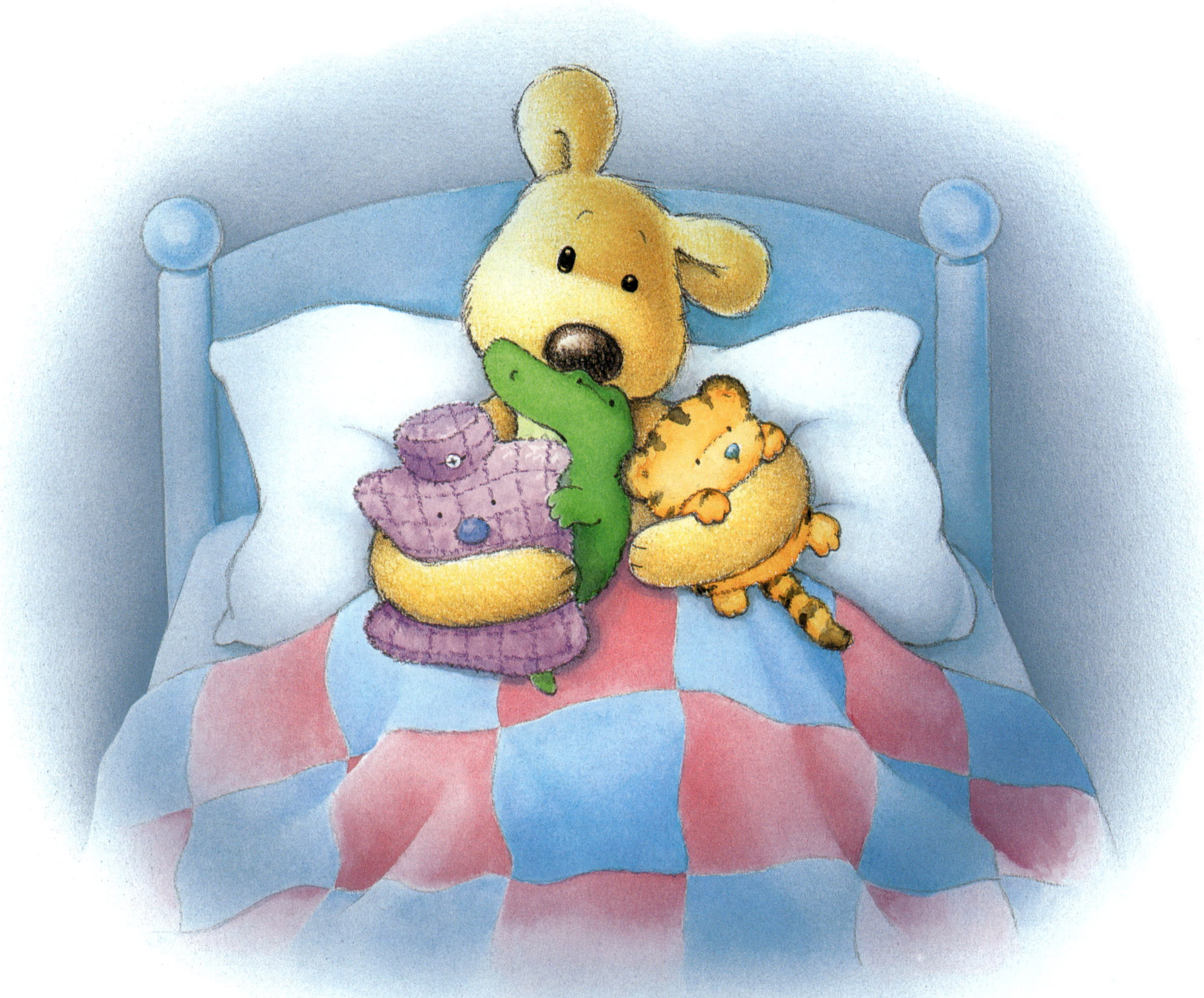

KNARZ, KNARZ, KNAR-R-RZ!

Da war es wieder, das Geräusch.

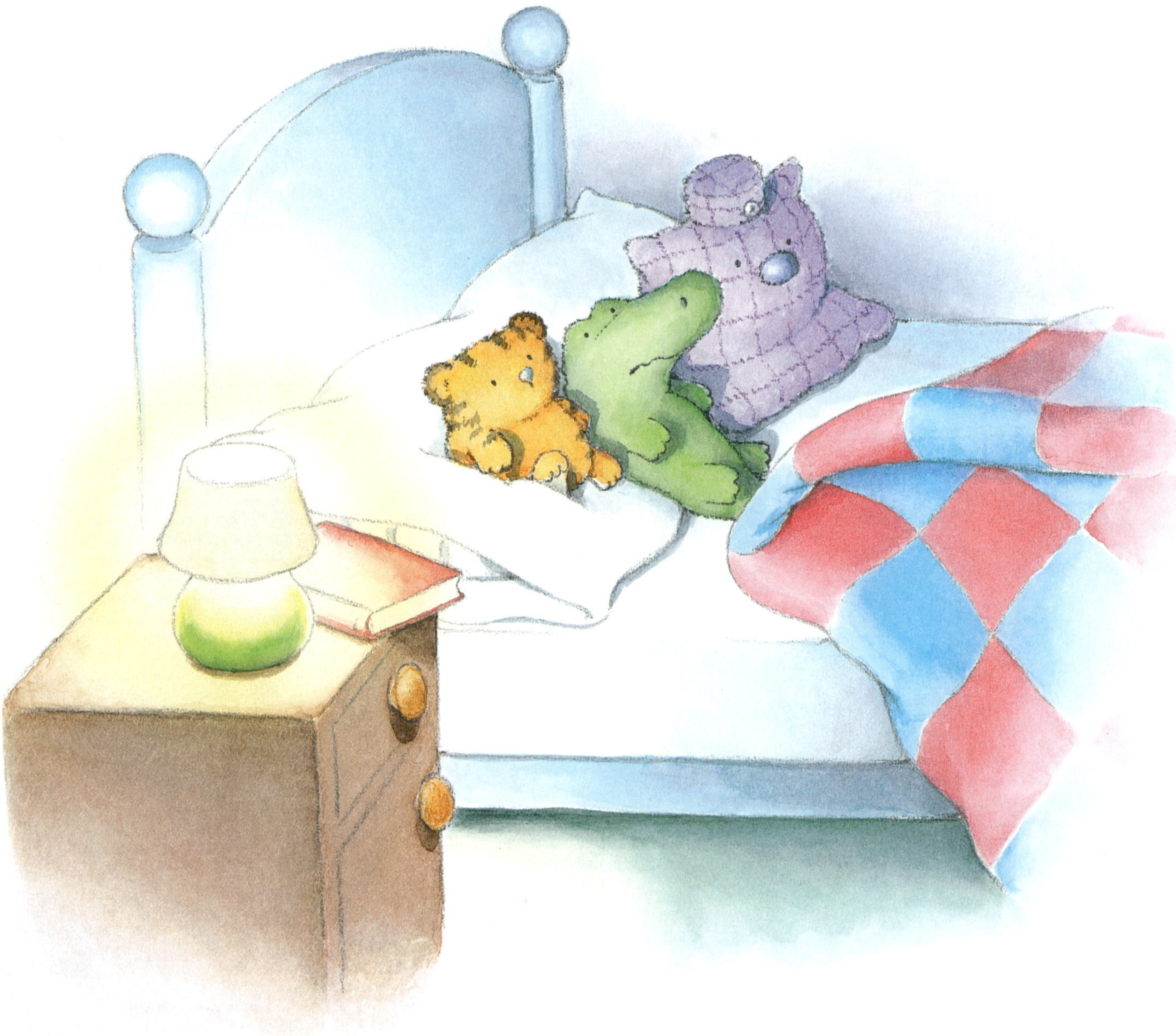

Newton stand auf und machte das Licht an.
Langsam ging er durch das Zimmer …

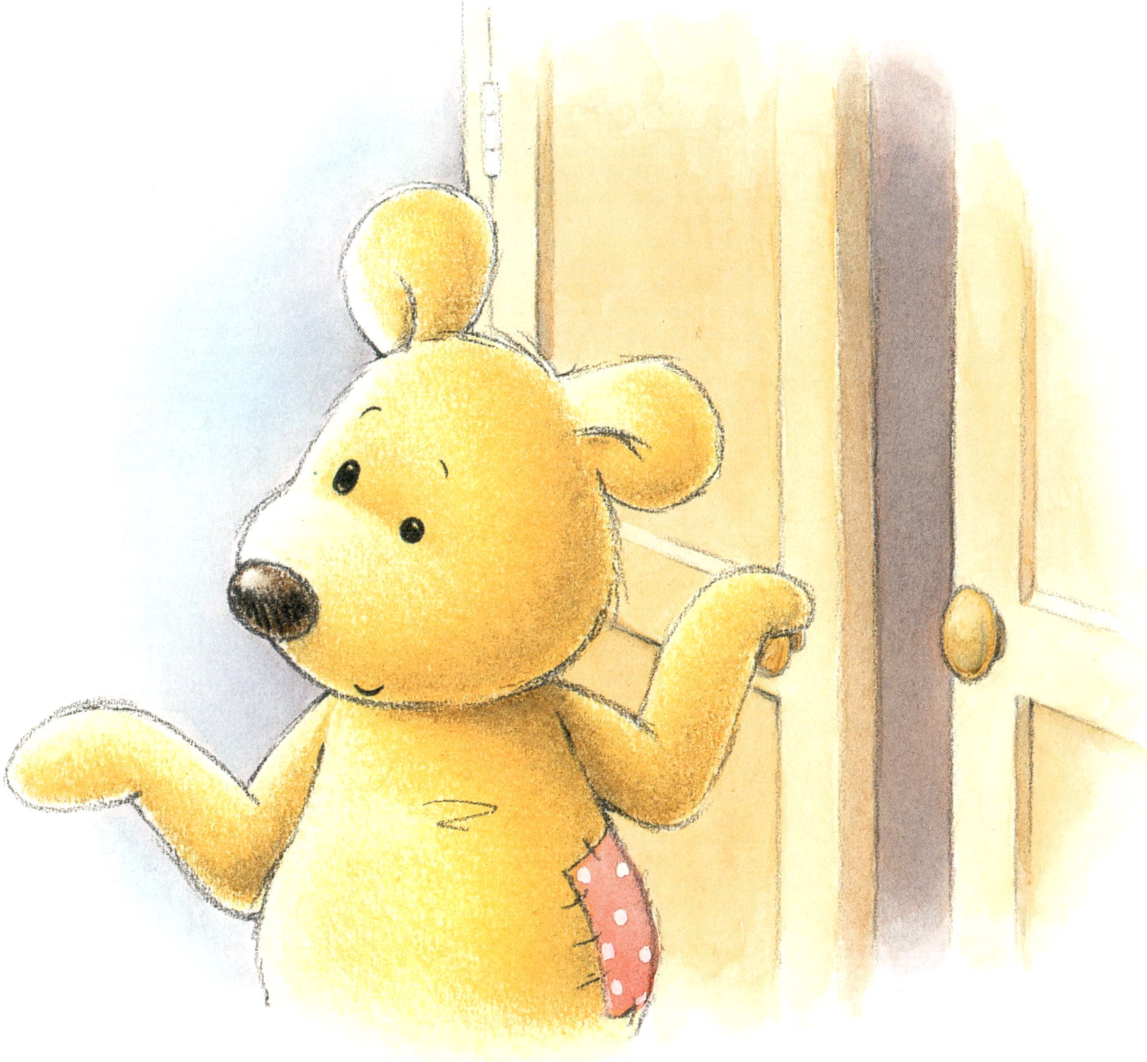

„Seht ihr“, sagte er zu seinen Freunden. „Hier ist nichts zum Fürchten. Es war nur die Schranktür!“

Newton legte sich wieder ins Bett.

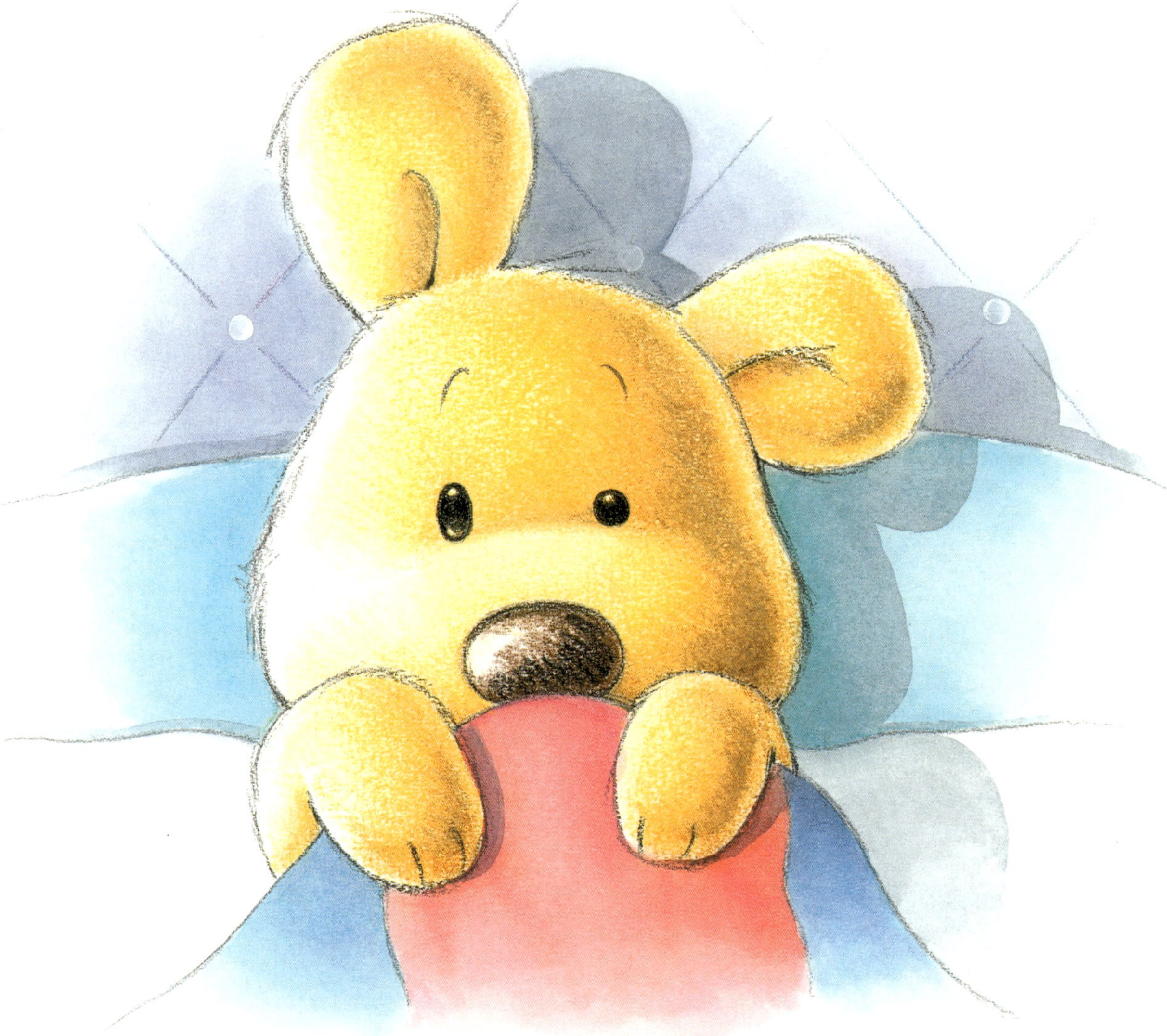

SCHSCH! SCHSCH! SCHSCH!

Was war das? Etwa ein Geist?

Wieder stand Newton auf. Eigentlich hatte er ja keine Angst.
Aber er nahm Schnappi mit, seinen mutigsten Freund – für alle Fälle.
Auf Zehenspitzen, ganz leise, näherte er sich dem Geräusch.

SCHSCH! SCHSCH! SCHSCH!,

machte es wieder.
„Na klar!“, rief Newton …

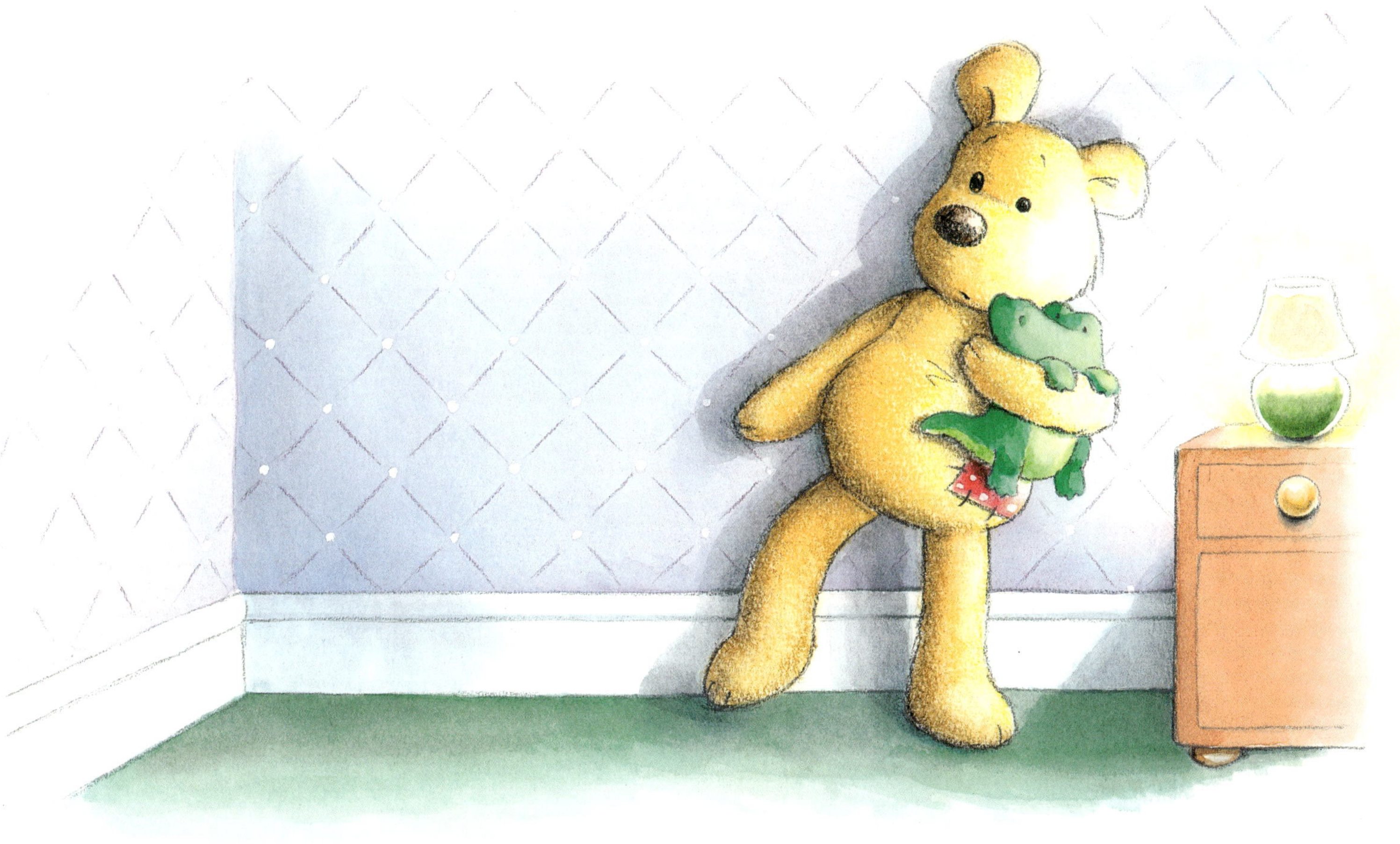

… „Hab ich mir doch gleich gedacht.“
Das Geräusch kam nämlich von den Vorhängen, die im Wind flatterten.
„Morgen nehme ich sie ab“, sagte Newton.

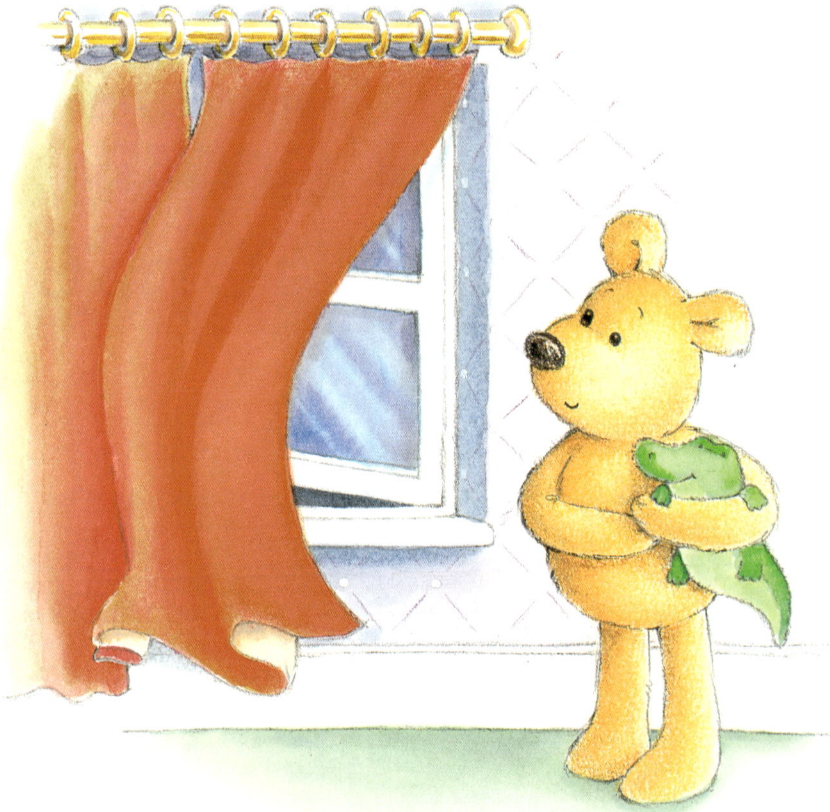

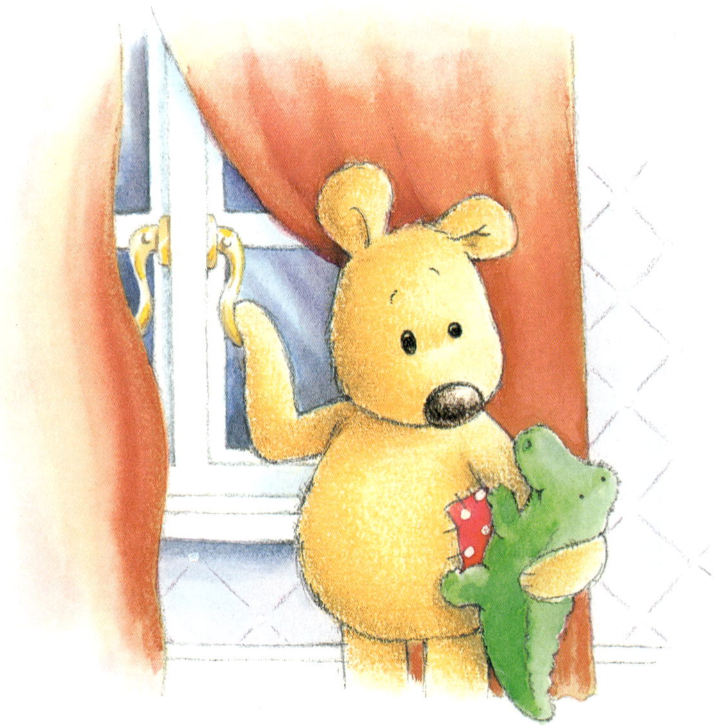

„Du warst sehr mutig, Schnappi“, lobte er seinen Freund, als er das Fenster schloss.

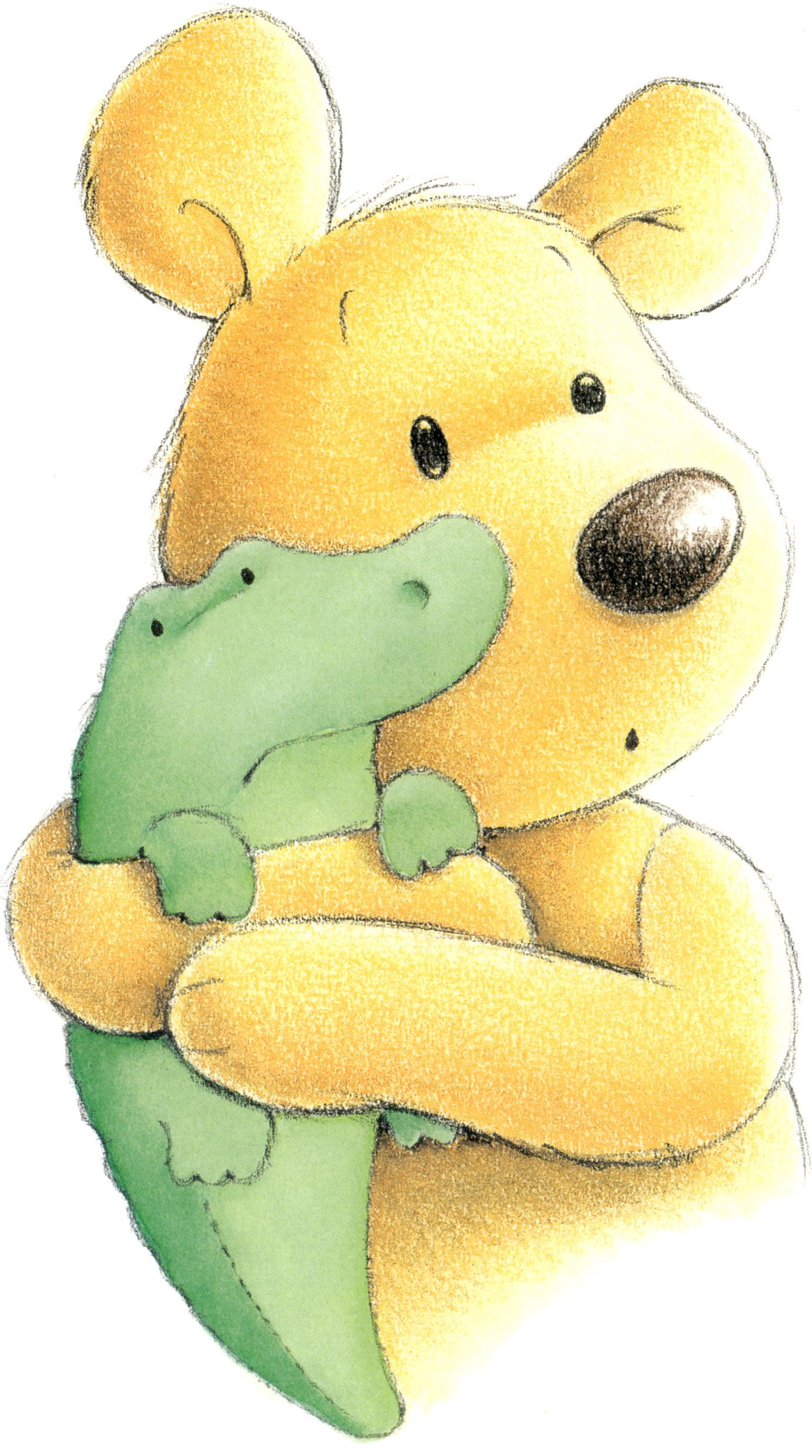

PLITSCH!

PLATSCH!

PLITSCH!

Schon wieder
ein Geräusch!

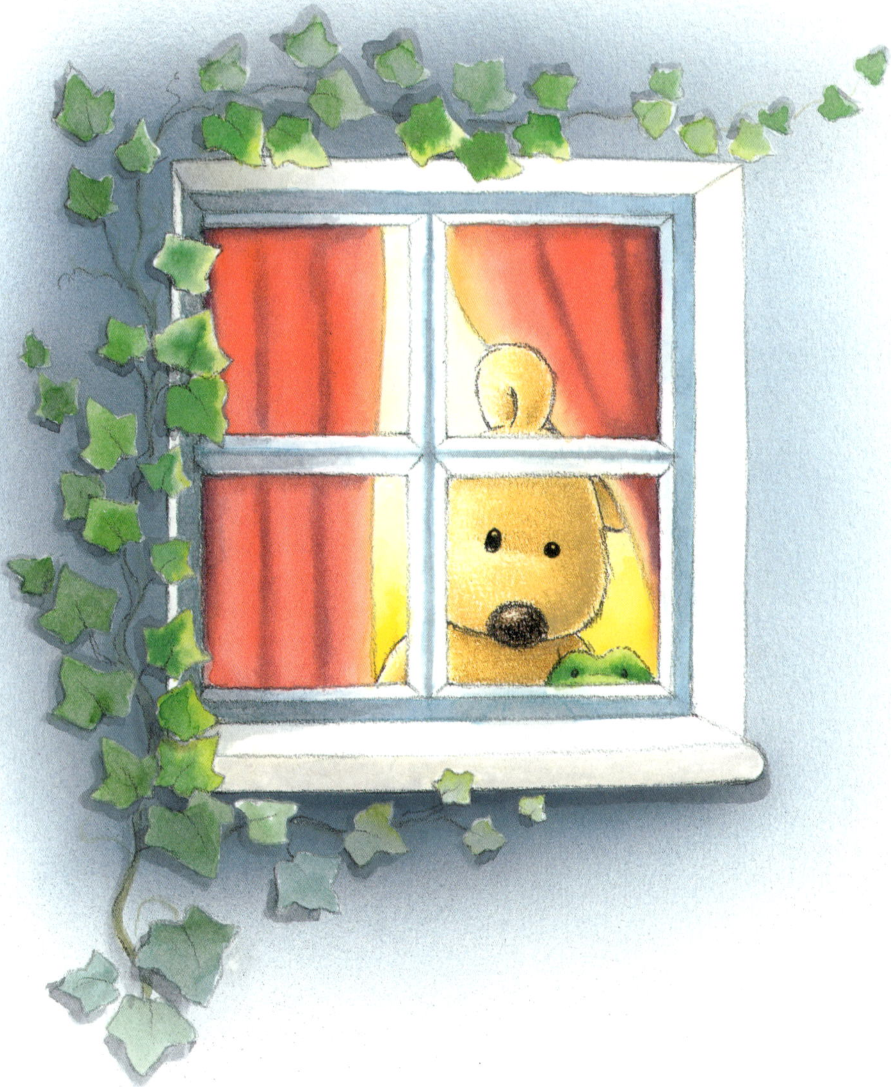

Newton schaute aus dem Fenster. Es regnete nicht.
Außerdem kam dieses Geräusch nicht
aus dem Garten.

Und es kam auch nicht aus
Newtons Zimmer. Was war es?
„Ihr zwei bleibt hier“, sagte Newton.
„Ich schaue mich mal um.“

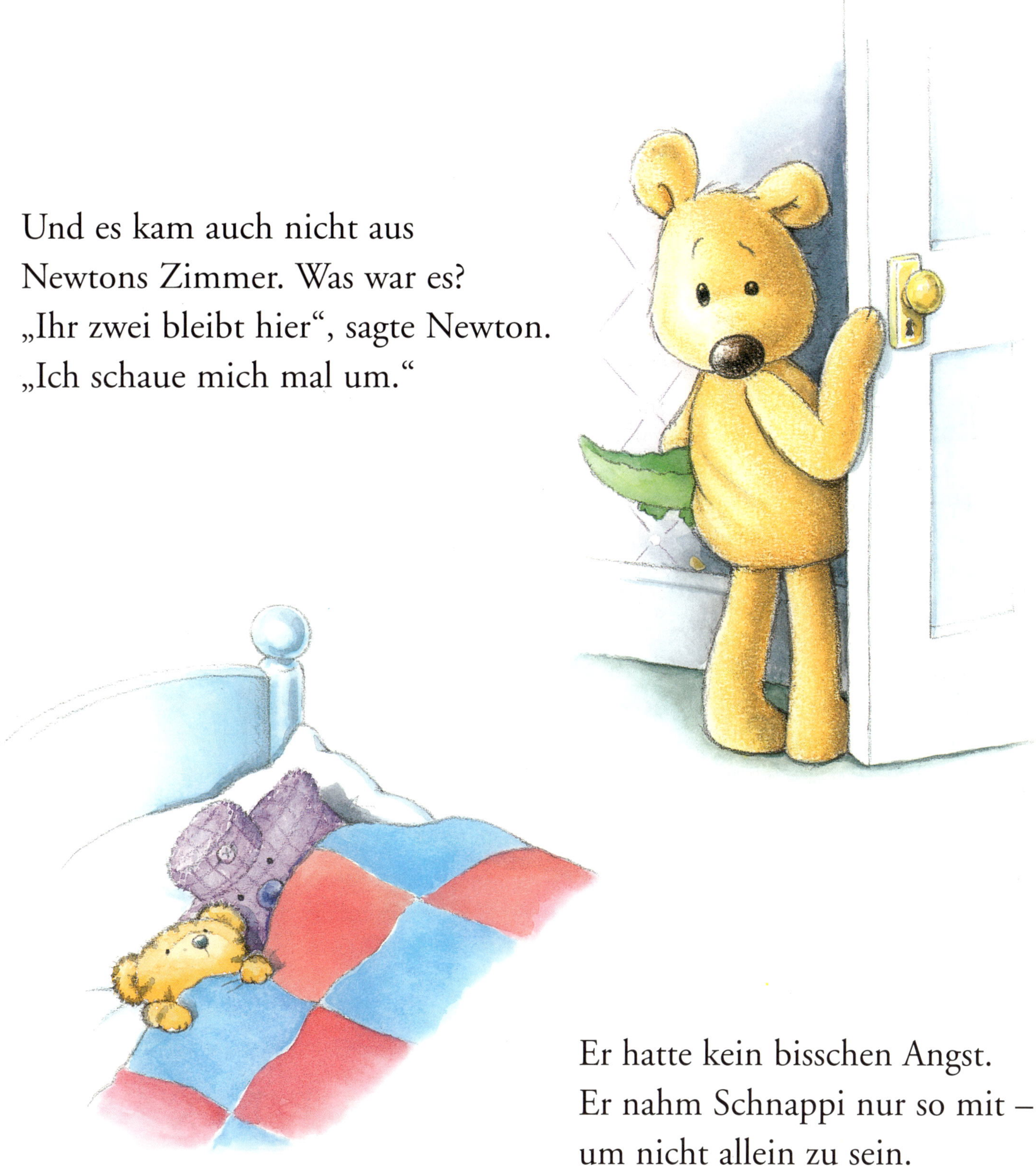

Er hatte kein bisschen Angst.
Er nahm Schnappi nur so mit –
um nicht allein zu sein.

Newton schlich den Flur entlang.
Es war sehr unheimlich, vor allem in den dunklen Ecken.

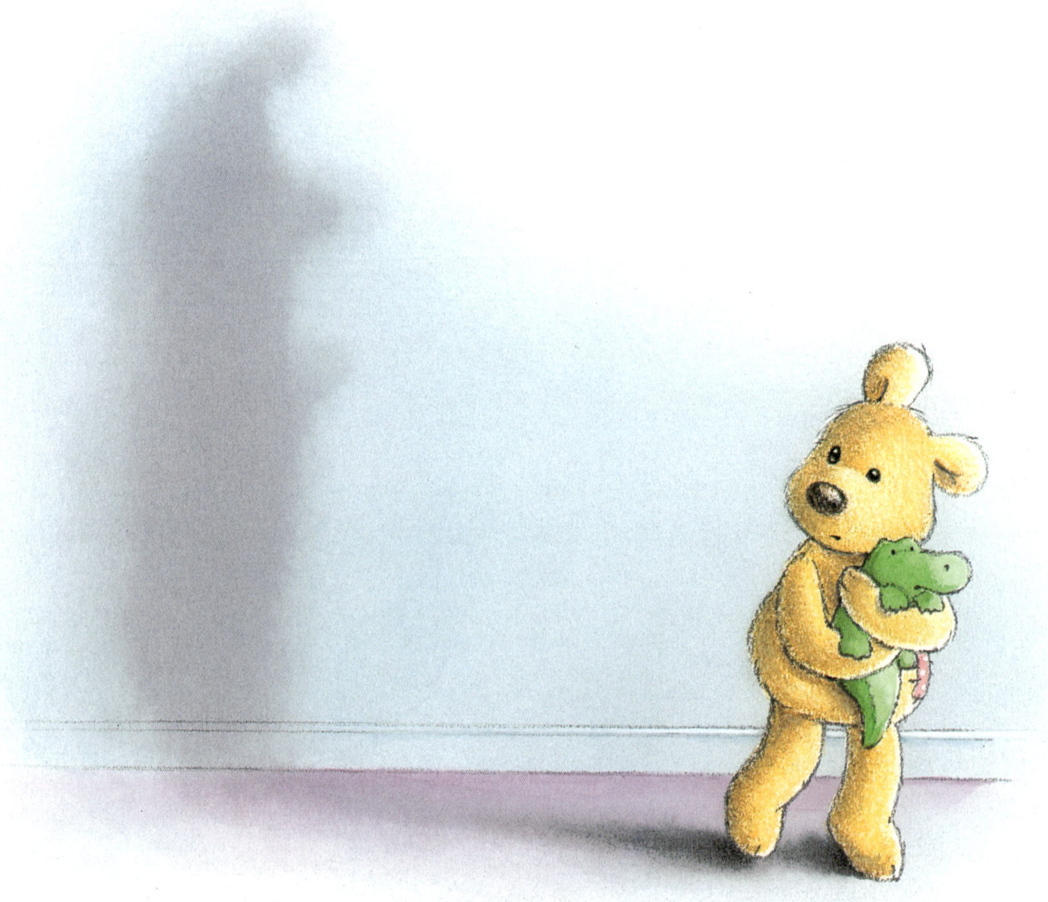

PLITSCH! PLATSCH! PLITSCH!,

machte es wieder.

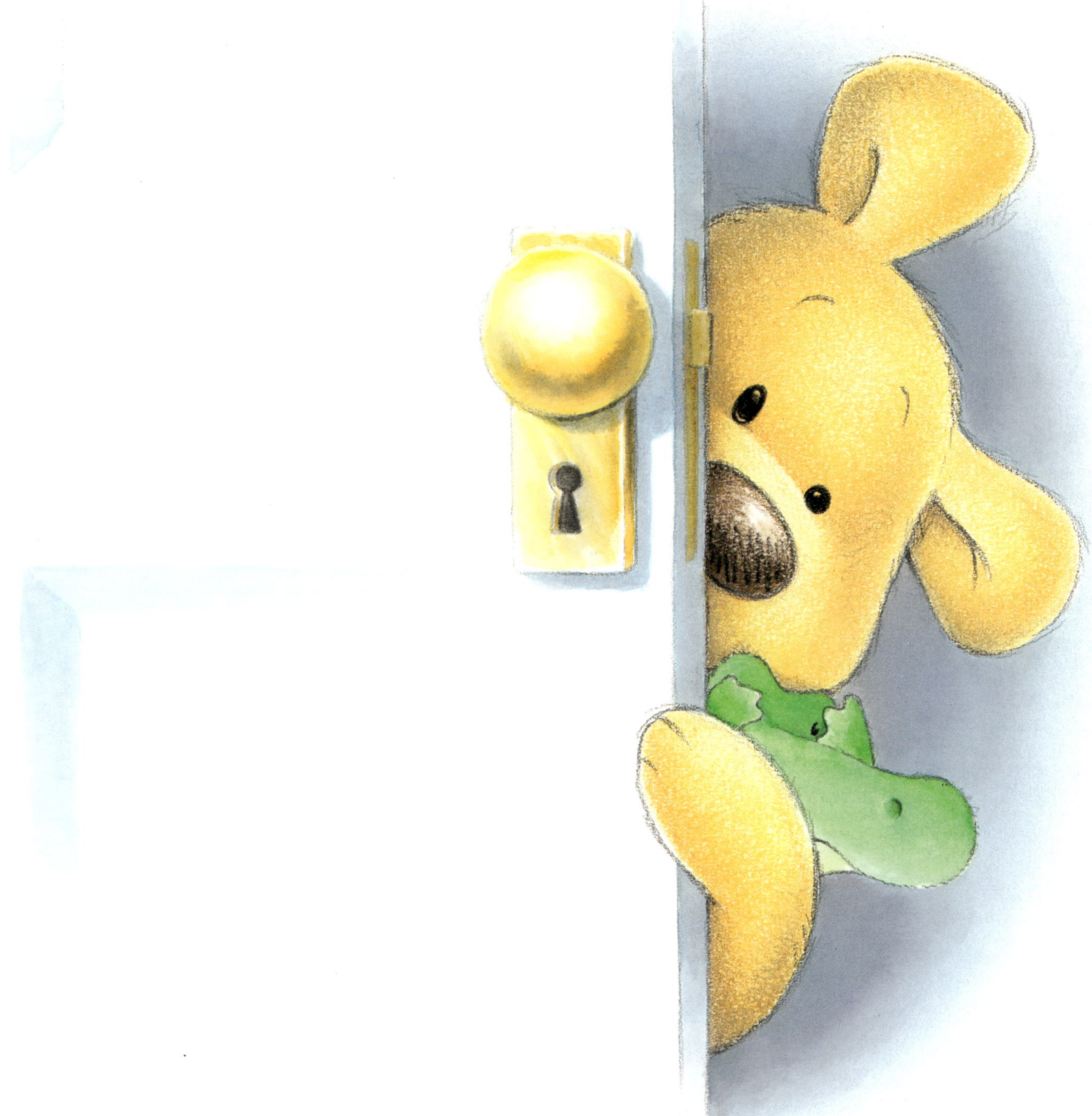

Ganz, ganz vorsichtig öffnete Newton
die Tür zum Badezimmer …

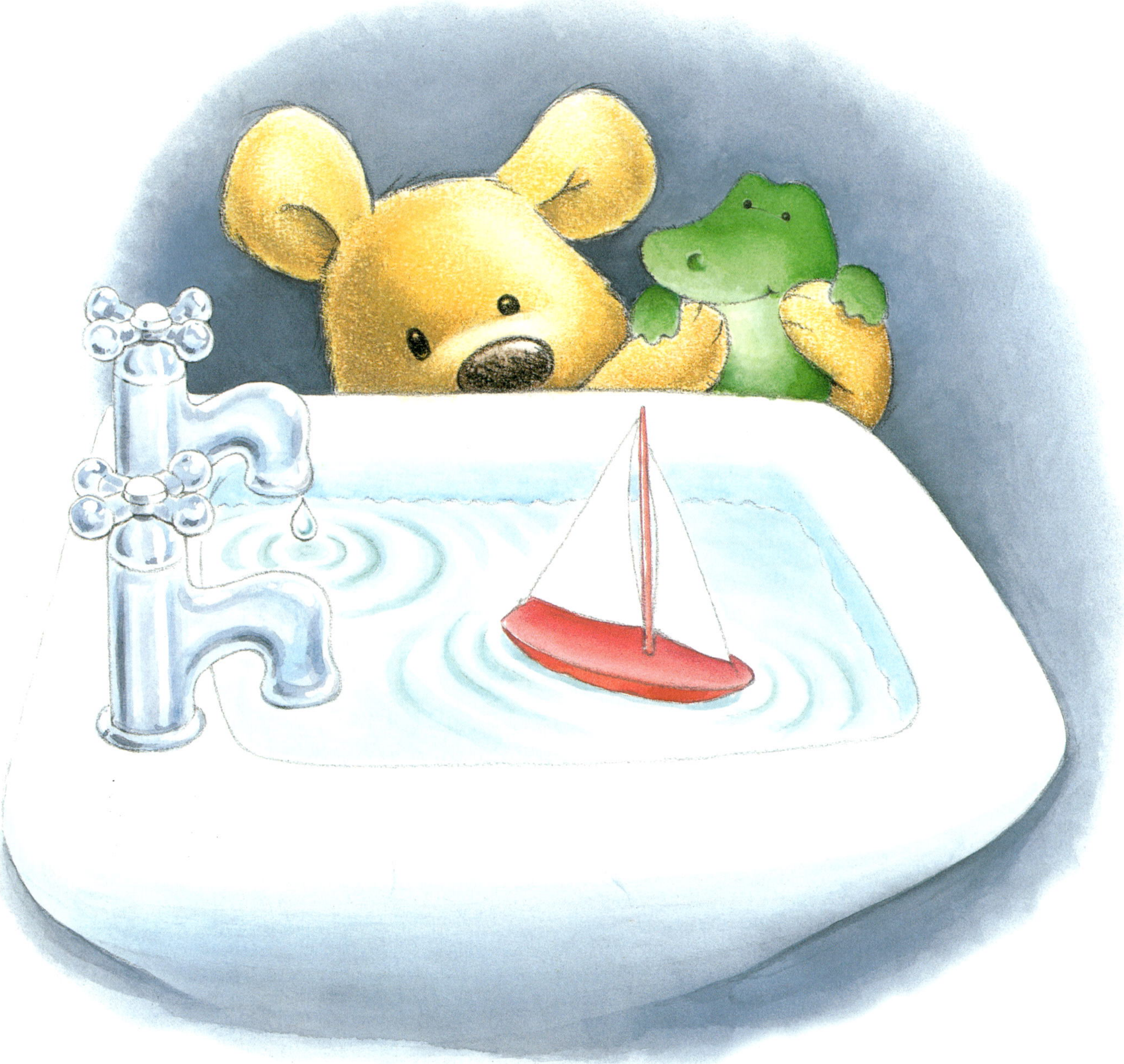

„Na klar!“, rief Newton. „Wir wussten doch, dass es nur der Wasserhahn ist, nicht wahr, Schnappi?“

Newton drehte den Wasserhahn zu und schlich zurück über den Flur. „Psst", flüsterte er Schnappi ins Ohr, nur für den Fall, dass *Etwas* in den dunklen Ecken auf sie lauerte.

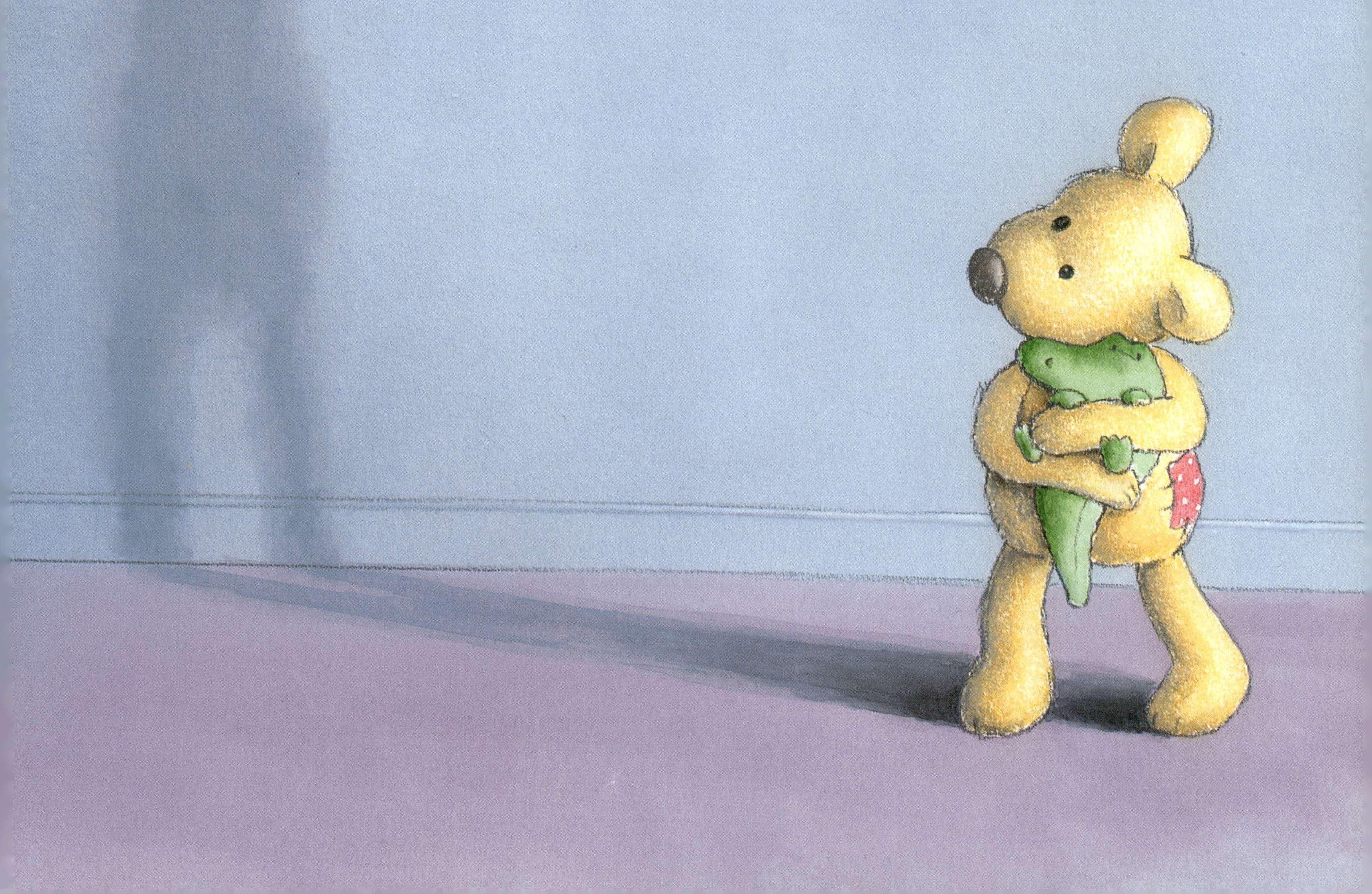

Bevor Newton wieder in sein Bett kletterte, schaute er noch einmal aus dem Fenster, nur zur Sicherheit. Es war sehr, sehr ruhig draußen. „Keine komischen Geräusche mehr“, stellte Newton fest.

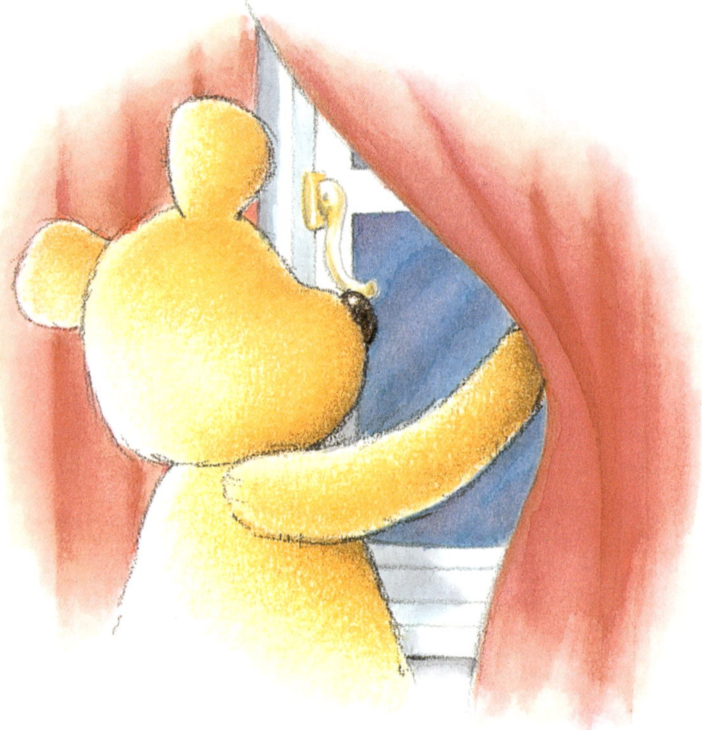

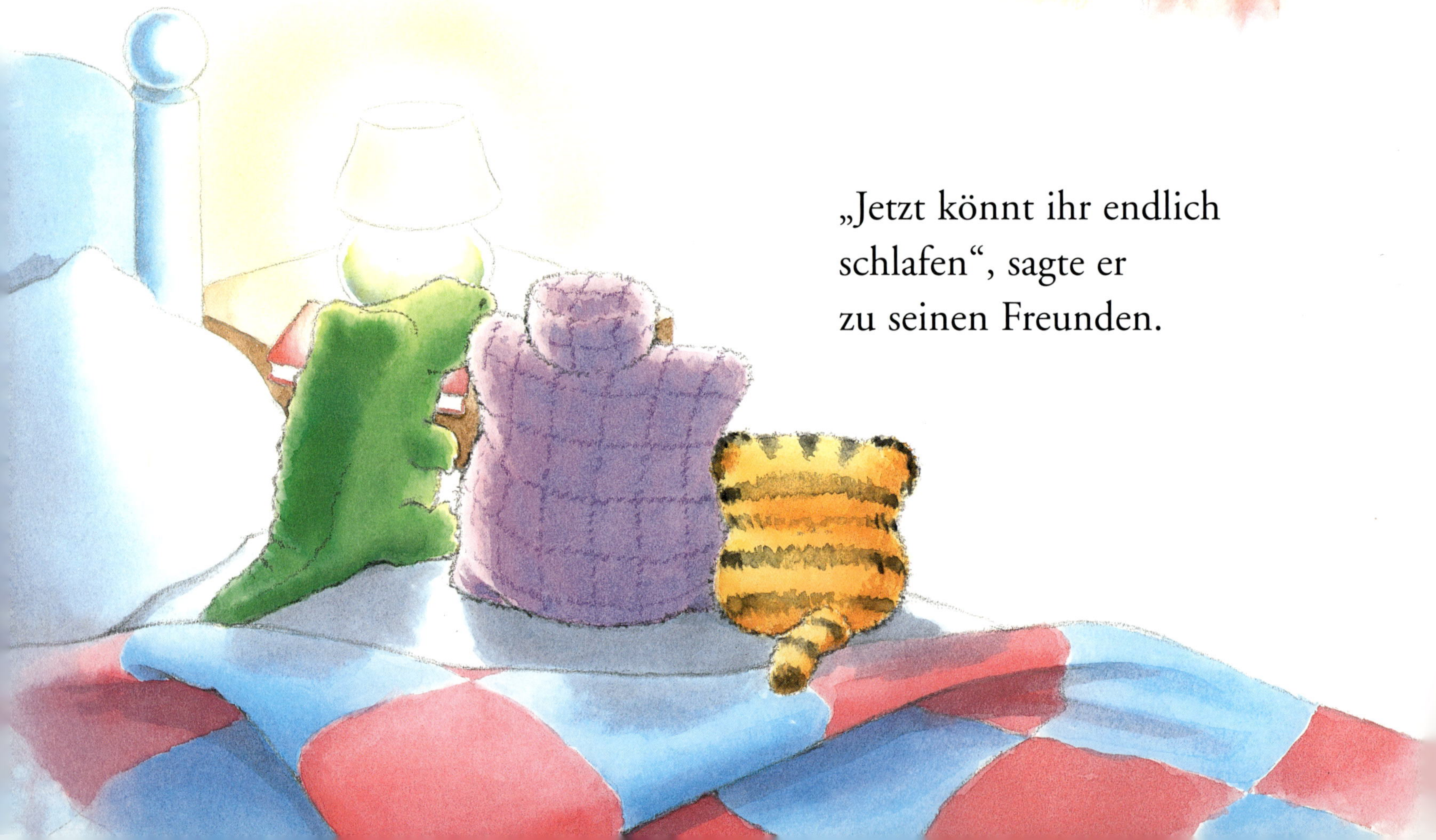

„Jetzt könnt ihr endlich schlafen“, sagte er zu seinen Freunden.

KNURR! KNURR! KNURR!

„Oh nein!“, rief Newton. „Was ist das denn schon wieder?“

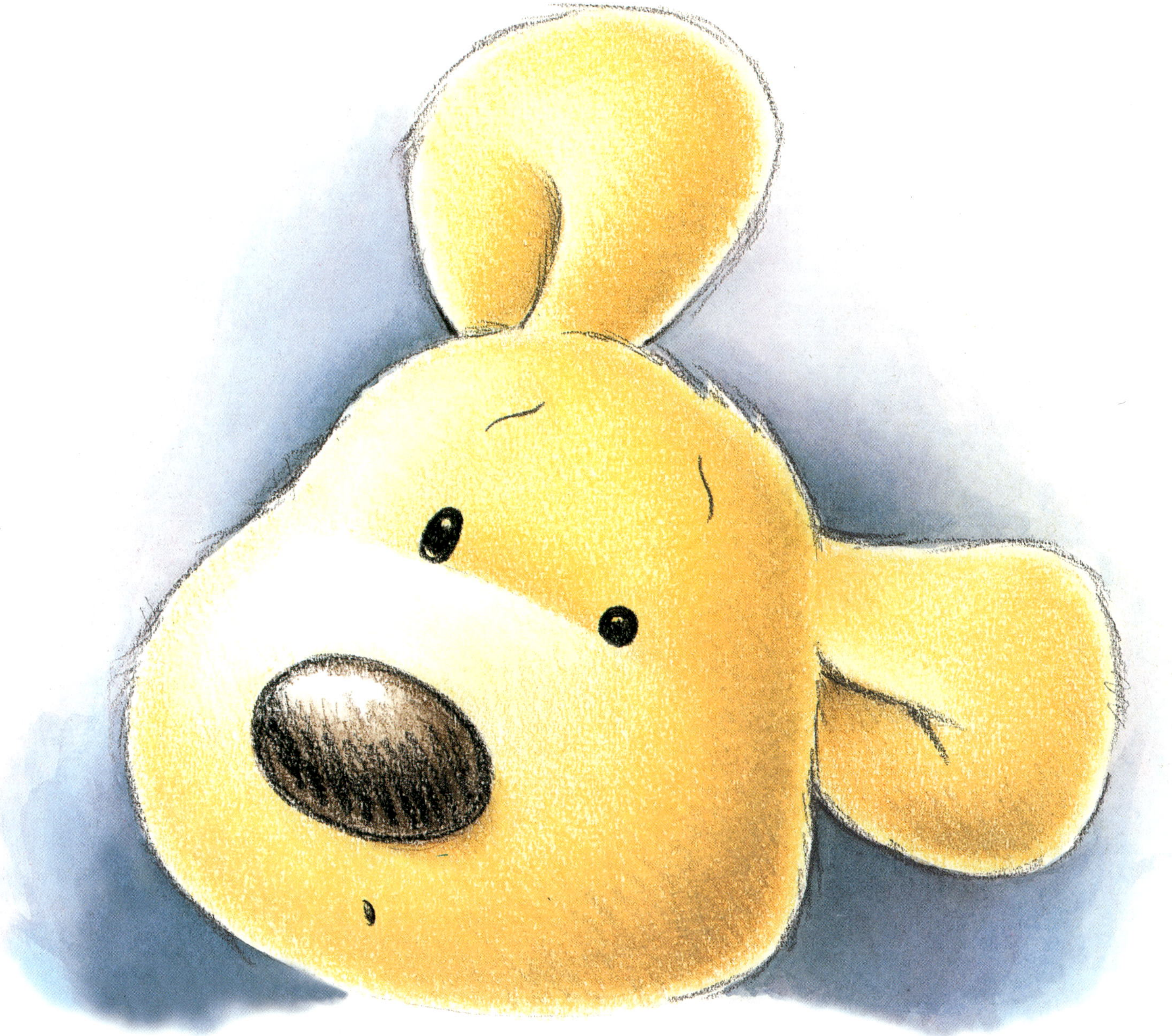

Newton lauschte angestrengt. Alles war still.
Er dachte schon, dass er sich getäuscht hätte, als …

KNURR! KNURR! KNURR!

Da war es wieder!

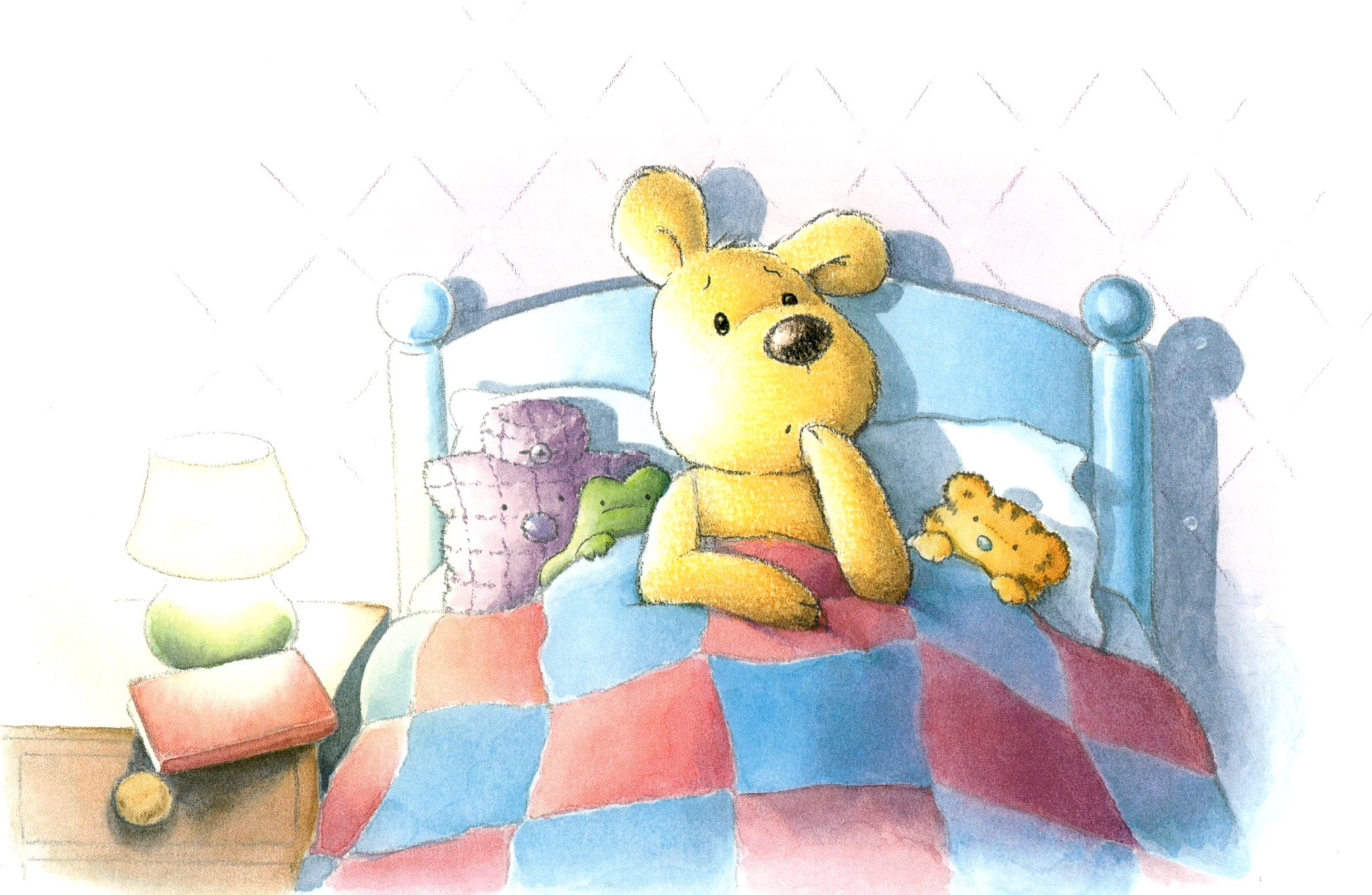

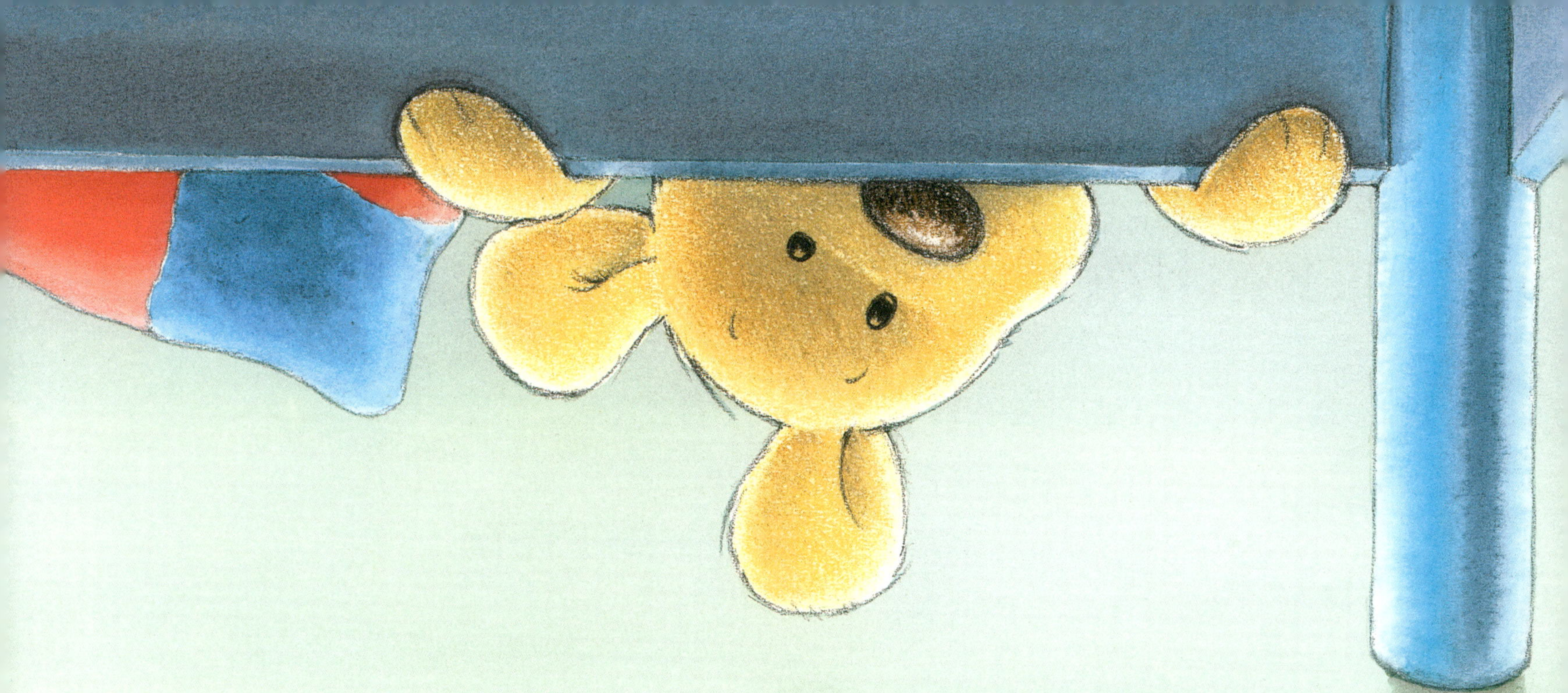

Newton schaute unter sein Bett. Aber da war
nichts – außer einem alten Bonbon,
das er dort vergessen hatte.
„Keine Angst“, sagte er. „Wir finden gleich
heraus, was das für ein Geräusch ist.“

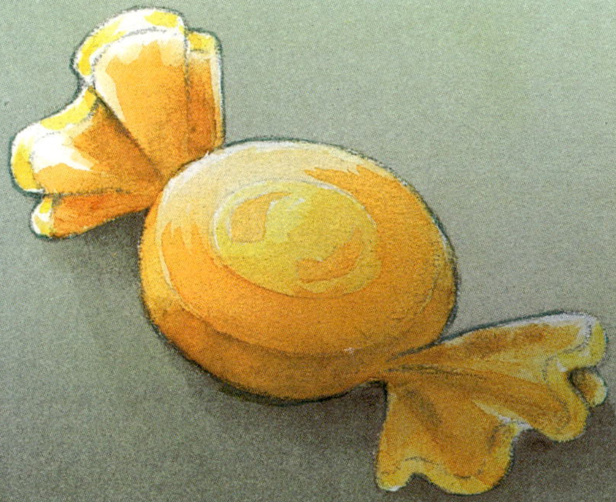

KNURR!

Newton stand ganz still da.

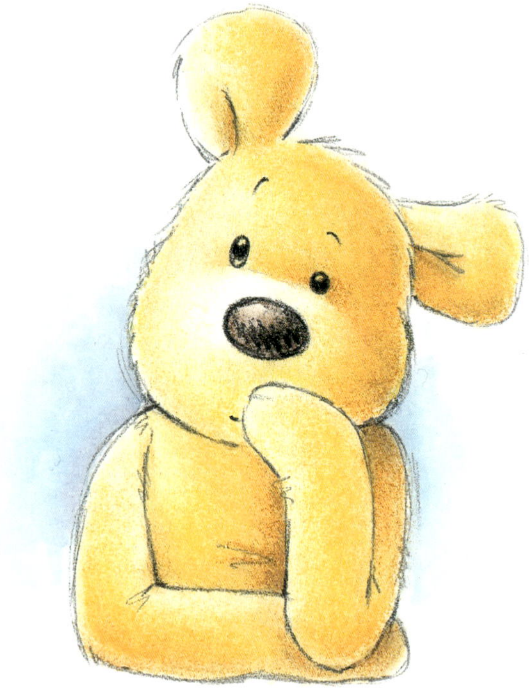

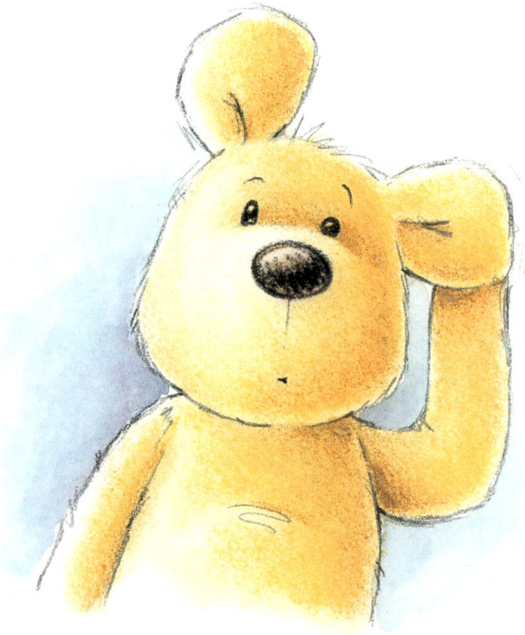

KNURR!

Er lauschte ganz angestrengt.

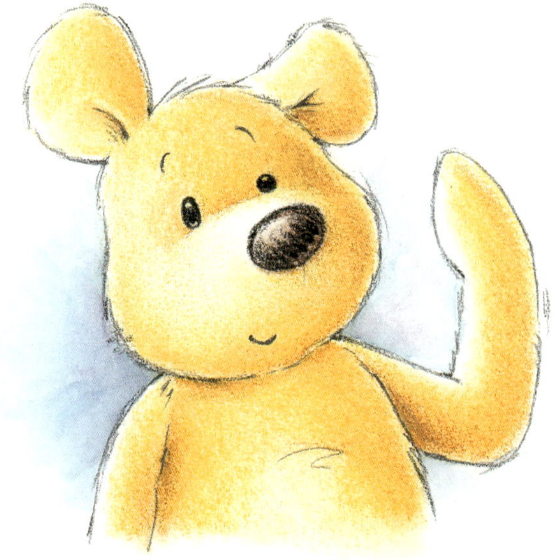

KNURR!, machte es.
Und plötzlich wusste Newton genau,
was es war!

Newton tapste hinunter in die Küche. Er trank ein großes Glas Milch und aß zwei dicke Honigbrote. Jetzt hörte man kein

KNURR! KNURR! KNURR!

mehr, denn …

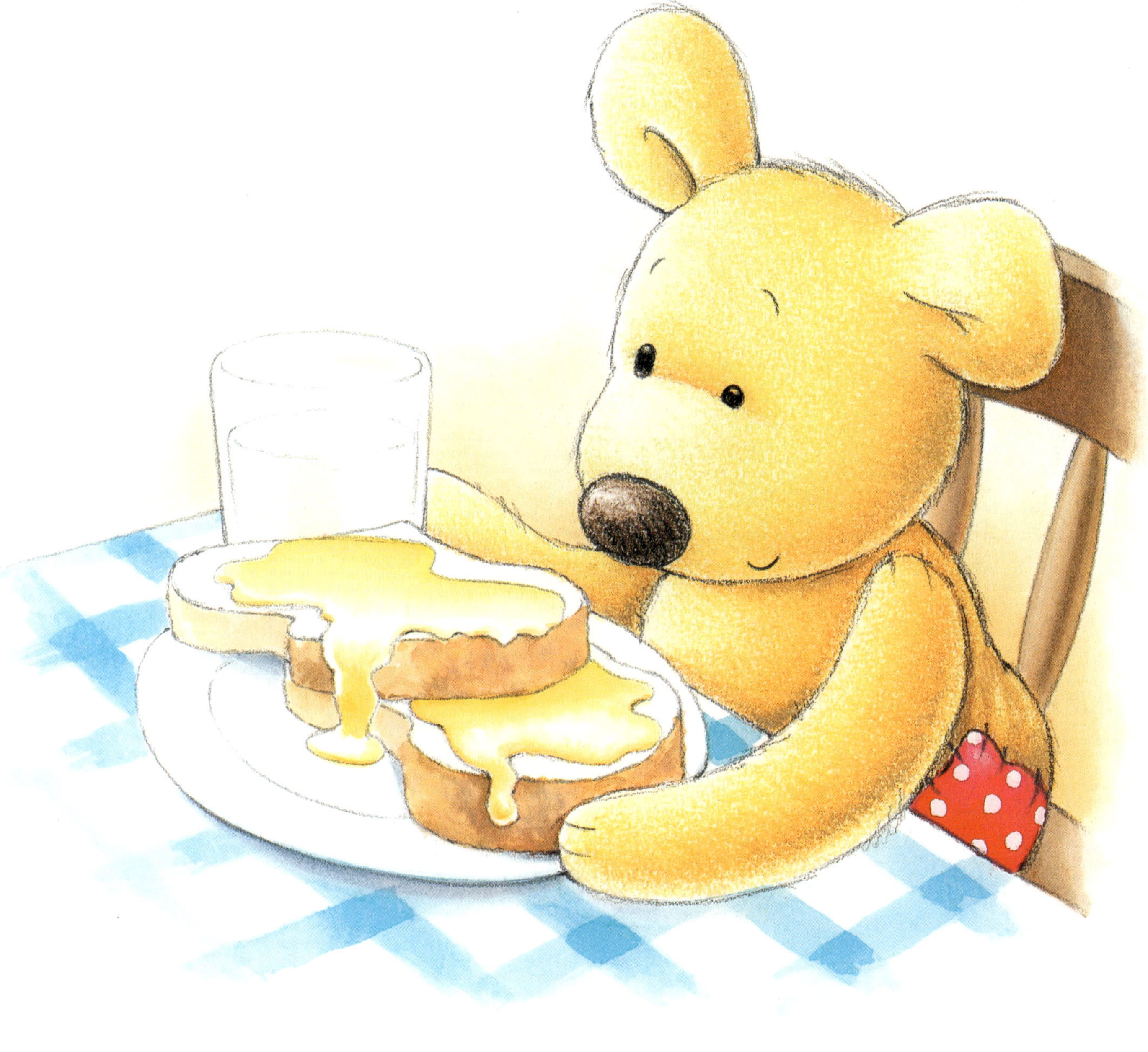

… es war Newtons leerer
Magen, der geknurrt hatte!

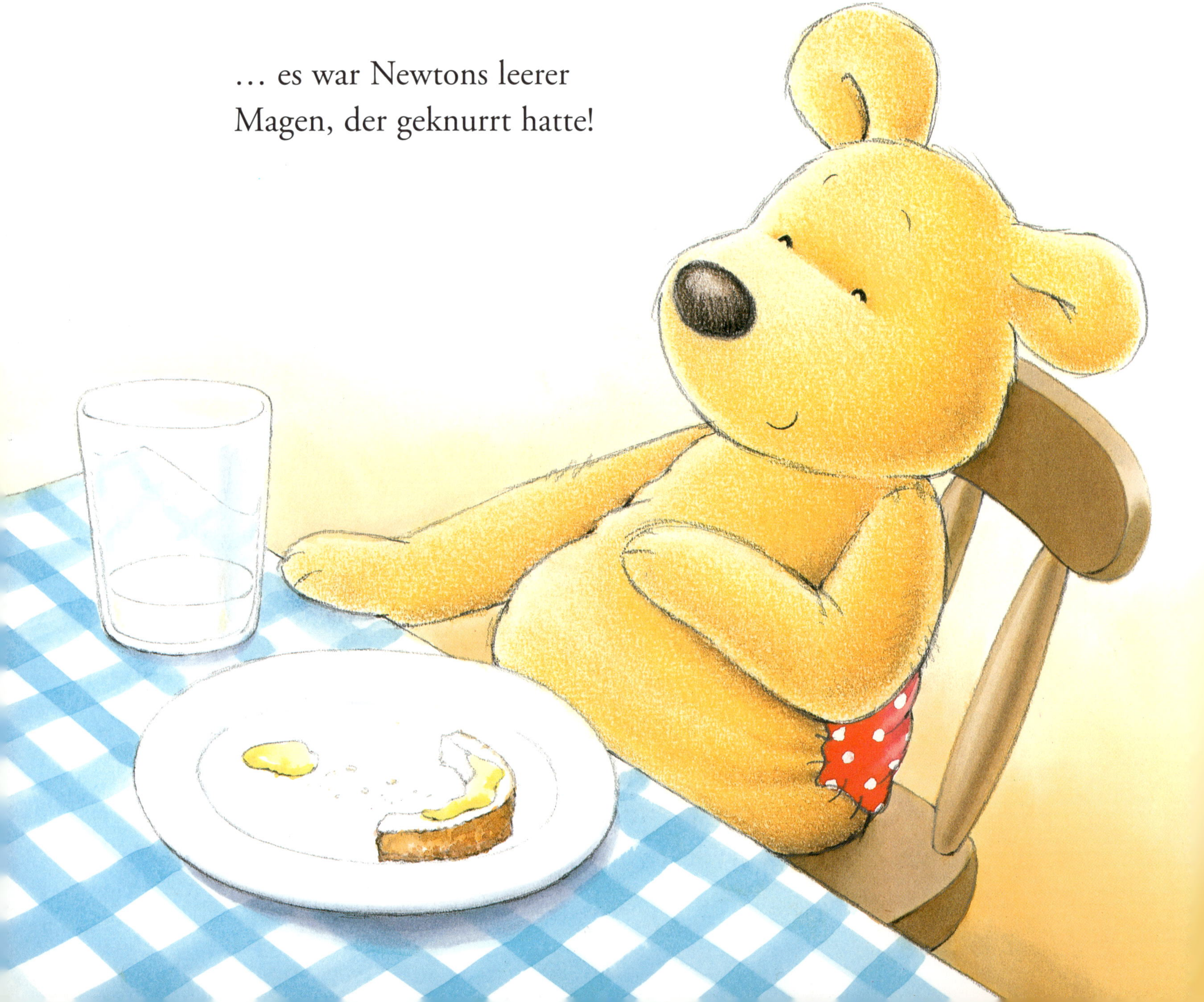

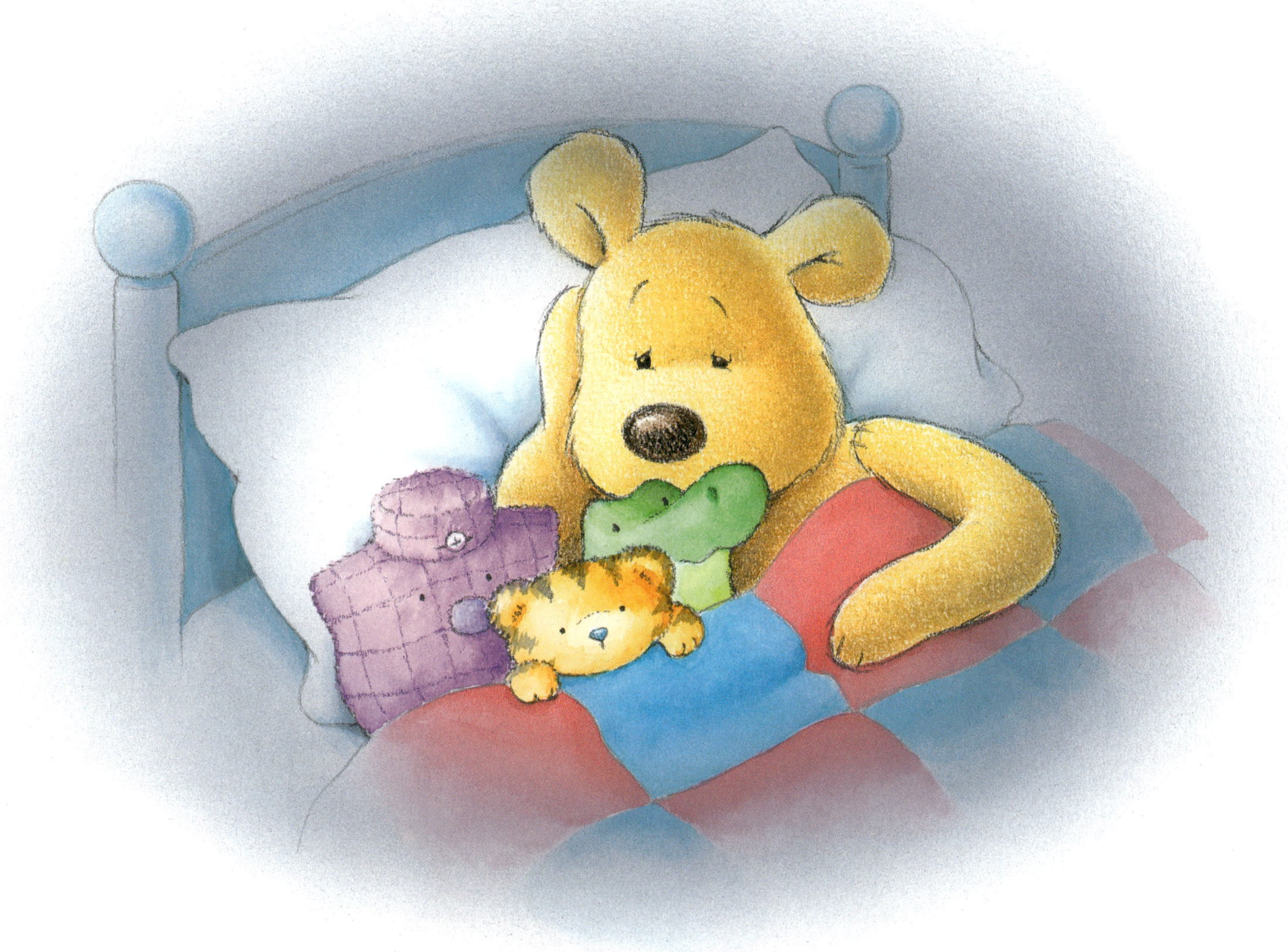

Newton ging wieder nach oben und erzählte
seinen Freunden von seinem knurrenden Magen.
„Es gibt eben für alles eine Erklärung“, sagte er,
als er wieder ins Bett kletterte.
„Gute Nacht, alle miteinander …

… schlaft gut!“ Und

CHRR, CHRR, CHRR,

machte Newton.

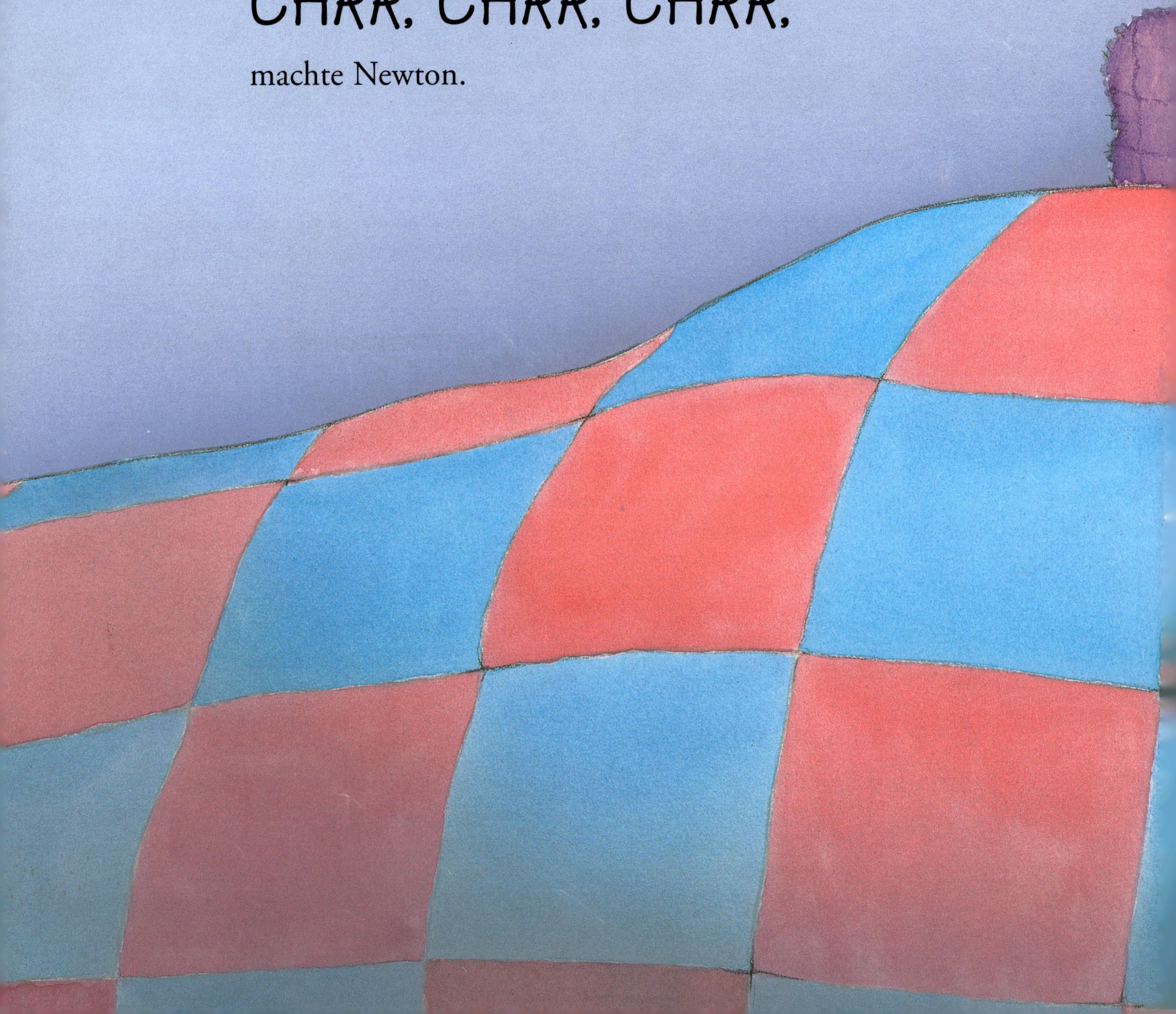

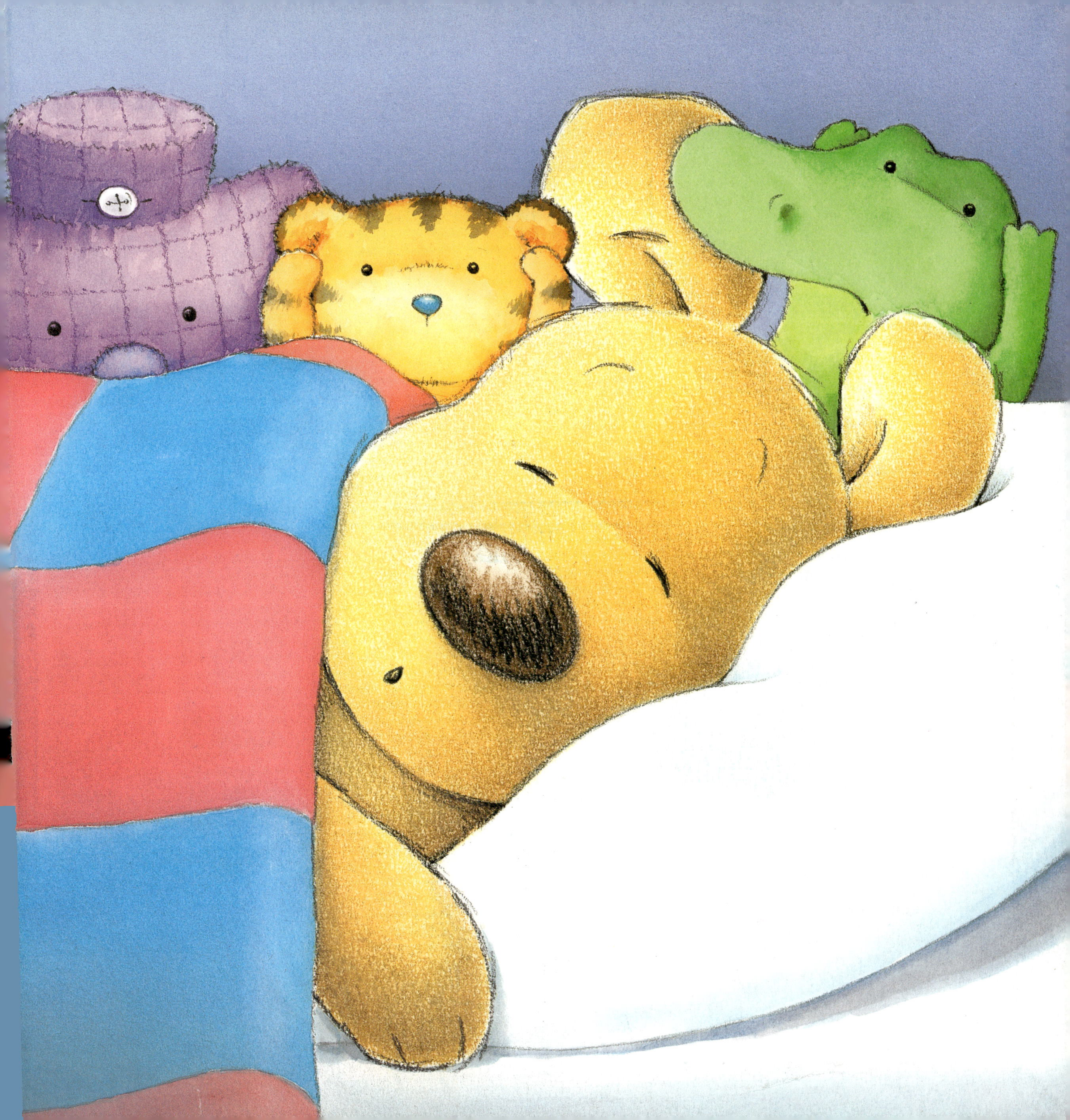

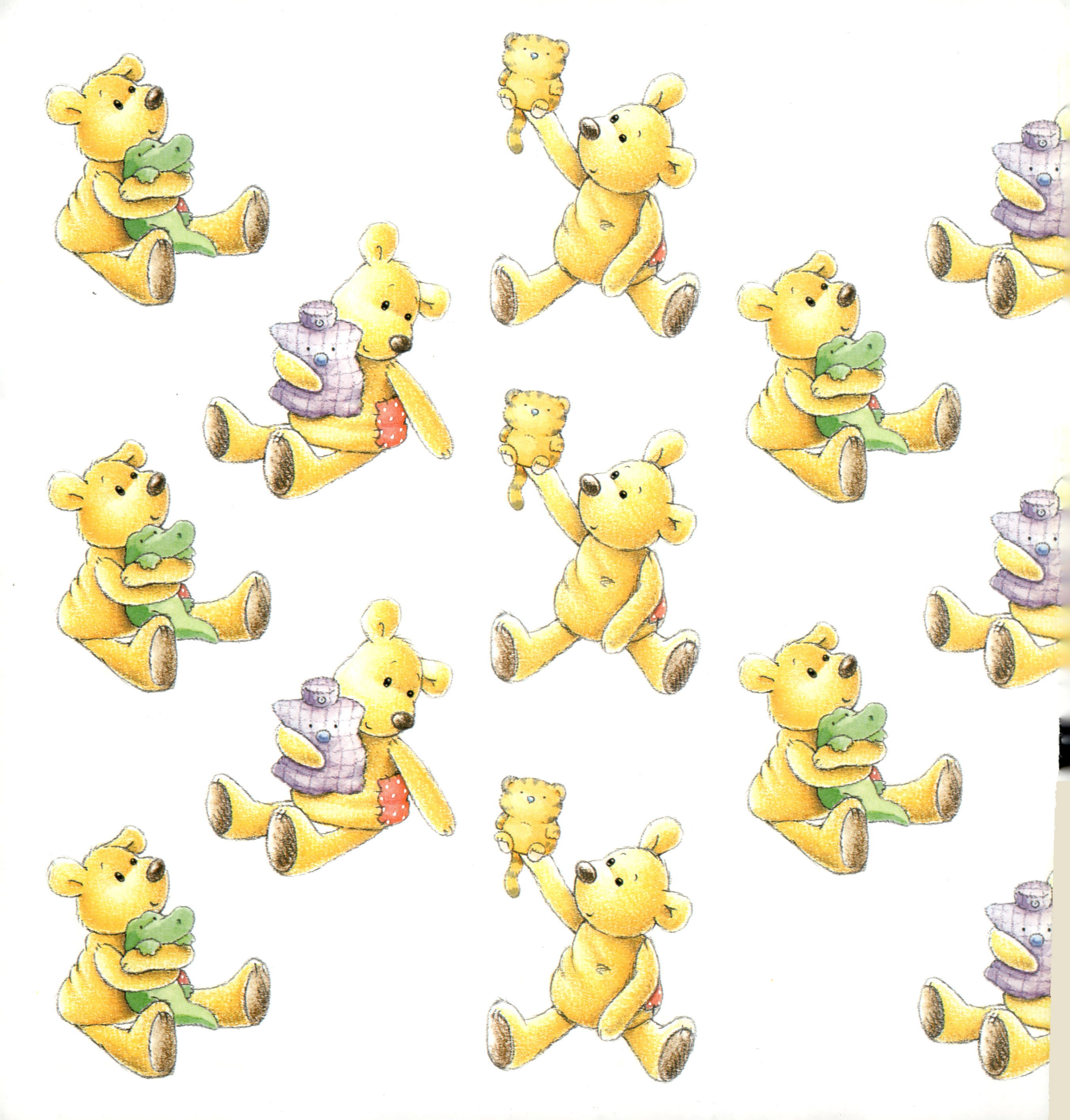